AF610269

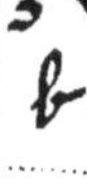

DE

LA DIVERSITÉ
ORIGINELLE
DES RACES HUMAINES
ET
DES CONSÉQUENCES QUI EN RÉSULTENT
DANS L'ORDRE INTELLECTUEL ET MORAL

PAR

LE Dr BERTRAND DE SAINT-GERMAIN

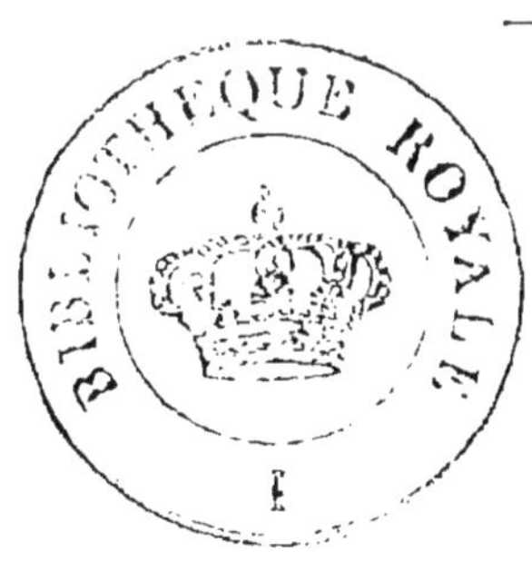

PARIS
LOUIS LECLERC, LIBRAIRE
RUE DE L'ÉCOLE-DE-MÉDECINE, 12

1848

DE

LA DIVERSITÉ

ORIGINELLE

DES RACES HUMAINES

ET

DES CONSÉQUENCES QUI EN RÉSULTENT

DANS L'ORDRE INTELLECTUEL ET MORAL.

Des caractères communs et des caractères différentiels unissent et distinguent les membres du genre humain. Ils ont tous une constitution analogue. Le système nerveux, en ce qu'il a d'essentiel, est le même pour tous; mêmes organes; même disposition à la station verticale; même conformation des mains. Les grandes fonctions de l'économie, telles que la fécondation, la gestation, le développement, la décroissance et la durée de l'existence, suivent une marche à peu près uniforme chez tous les hommes. Leur alliance sexuelle donne naissance à des êtres qui leur sont semblables et qui peuvent se reproduire indéfiniment. Seuls, entre les animaux, ils manifestent le haut degré de sensibilité et d'intelligence auquel ils sont élevés par la liaison des sons, par le langage articulé qui répond aux perceptions, aux notions complexes dont leur esprit est capable et qui établit entre eux une communion intellectuelle où chacun profite des lumières de tous.

Tels sont les traits de ressemblance que présentent les hommes entre eux; mais ces traits eux-mêmes offrent des modifications constantes qui, jointes à des caractères différentiels, divisent le genre humain en catégories distinctes.

Ainsi, la couleur de la peau, le mode de développement du système pileux, les proportions des membres, la conformation de la tête, la facilité et la richesse du langage, le degré variable de perfectibilité dont la nature humaine est susceptible, établissent des variétés que l'on ne saurait méconnaître, et qui se perpétuent par la génération : ce sont les races humaines.

Si la différence des races tenait à la différence des climats, ces deux sujets ne pourraient être isolés l'un de l'autre; et avant de signaler les grandes modifications que présente l'espèce humaine et les changements qui en résultent dans les manifestations de la vie et de l'intelligence, nous devrions parler des influences climatériques qui les produisent; mais nous ne saurions leur attribuer une puissance aussi étendue, quoique nous soyons prêts à reconnaître toute leur valeur.

Établissons en principe que *les agents extérieurs modifient les êtres organisés, en laissant subsister leurs caractères essentiels.*

Ces caractères viennent de plus loin : ils résultent *des déterminations systématiques et de l'action primordiale de l'intelligence suprême.*

Les modifications imprimées par les agents extérieurs portent plus sur la superficie que sur le fond.

Si la diversité des êtres était due à l'influence toujours si mobile et si changeante des agents extérieurs, le règne organique en reproduirait l'instabilité; il n'y aurait à proprement parler ni genres, ni espèces, ni races, et tous les êtres seraient dans une éternelle confusion; comme il en est tout autrement, la question se trouve par là même résolue.

D'ailleurs, il est aisé de montrer directement que les caractères d'où l'on tire la distinction des races ne peuvent être imputés aux influences climatériques, puisque l'on observe, *sous l'empire des mêmes influences,* les oppositions les plus marquées, tandis que l'on voit, sous des influences opposées, des rapprochements incontestables dans les qualités externes et internes des hommes.

On a dit en effet que la coloration de la peau était d'autant plus foncée que l'on se rapprochait davantage de la zone torride, et qu'elle s'éclaircissait à mesure que l'on s'en éloignait.

Il est vrai que la race nègre a son principal foyer dans ces régions brûlantes sur la terre d'Afrique, mais on n'a pas pris garde que les indigènes d'Amérique qui vivent sous la même latitude, entre l'Orénoque et le fleuve des Amazones, sont, de tous les indigènes de ce vaste continent, ceux dont la coloration est le moins foncée. Le fait a été constaté par les Portugais qui les premiers ont pénétré dans ces contrées, et il est confirmé par les relations de M. Alex. de Humboldt.

On n'a pas pris garde que les régions les plus montueuses des îles Philippines, et entre autres de l'île de Luçon, nous fournissent une variété d'hommes noirs à peu près semblables aux nègres de la Guinée, tandis que, au même degré, les montagnes de l'Abyssinie, sur la côte orientale de l'Afrique, sont occupées de temps immémorial par des hommes de race blanche qui diffèrent très-peu des Arabes.

On ne songe pas que les rivages de la mer glaciale, les régions polaires, nourrissent une race d'hommes, les Lapons, les Samoïèdes, les Groënlandais, dont la peau terreuse est plus foncée que celle des Malais qui occupent les contrées les plus chaudes du globe, la partie méridionale de la péninsule de Malacca, et une partie de l'île de Sumatra, sous la ligne.

Il faut être terriblement aveuglé par les préjugés pour ne pas tenir compte de ces faits et de leurs conséquences.

Si la race blanche et la race noire tiraient leur différence de celle des climats, l'une ou l'autre, en passant du nord au sud ou du sud au nord, pourrait avec le temps, et *sans croisement*, changer de couleur; et cela n'est jamais arrivé.

Les Hollandais établis depuis près de trois cents

ans au cap de Bonne-Espérance sont demeurés parfaitement distincts des Hottentots qui les entourent.

Les Portugais qui se sont établis depuis le même temps environ au fond du golfe de Guinée, à Bénin, à Saint-Thomas et sur les côtes d'Angola, ne diffèrent point de leurs compatriotes. Le nègre, transporté en Amérique peu de temps après la conquête, y a toujours conservé sa couleur, ses cheveux crépus, ses dents saillantes et ses grosses lèvres, et cela sous les influences les plus variées, au milieu de l'air humide des forêts du Brésil, sur les hauteurs des Cordilières ou sur les plages arides du Pérou. L'Espagnol ne s'est pas plus indianisé que le nègre, et la distinction entre les familles blanches et les noires montre assez que la peau même n'a point subi de changement radical.

Les nègres amenés en Angleterre et en Hollande ont dépéri dans ces régions brumeuses, sans perdre leurs caractères distinctifs; et s'ils ne s'y sont point perpétués par la génération, on ne peut l'attribuer qu'à ce dépérissement.

Jamais on ne nous persuadera que les climats aient produit non-seulement des changements de proportion, mais des changements de conformation, des différences anatomiques telles que la procidence des mâchoires et le peu d'ouverture de l'angle facial dans la race éthiopienne; la saillie externe de l'os malaire, qui donne à l'ouverture des paupières une direction oblique dans la race mongolique; la perforation de la cavité olécranienne et l'adhérence des os du nez chez les Hottentots; le crâne pyramidal ou plutôt conique de l'Américain, et la forme ovale de la tête propre à l'Européen.

Nous voyons sous les mêmes latitudes, et souvent dans des contrées voisines, des races d'hommes présentant de génération en génération des caractères physiques très-différents, souvent même opposés. N'est-ce pas là ce que nous venons de signaler au sujet des nègres et des blancs? N'est-ce pas ce qui a lieu pour les Éthiopiens, les Arabes et les Mongoliens? Ne voyons-nous point des hommes à nez aquilin, à dents verticales, dans le voisinage d'autres hommes à nez épaté et à dents proclives? Les Cafres et les Hottentots, qui sont pour ainsi dire côte à côte, ne sont-ils pas très-distincts par leur organisation, par leurs aptitudes et leurs penchants?

Reconnaissez donc qu'il y a dans l'espèce humaine des différences constitutives, originelles, indépendantes des influences extérieures, et qui ne peuvent être attribuées qu'à l'action spéciale de la puissance procréatrice.

Cette puissance a agi diversement selon les climats, mais les distinctions qu'elle a établies sont supérieures aux climats. Elle a procédé d'après un système de développement progressif de manière à former des catégories distinctes, unies les unes aux autres par des transitions insensibles. C'est ainsi que tous les règnes de la nature se tiennent, sans qu'il soit possible d'indiquer d'une manière rigoureuse la ligne de démarcation; c'est ainsi que les conditions d'unité et de variété se trouvent remplies.

L'ouverture de l'angle facial qui nous donne la mesure du développement antérieur de la tête va en diminuant de l'Européen au Mongolien, du Mongolien à l'Éthiopien, et en procédant toujours ainsi on arrive du nègre au singe, du singe au chien, du chien à la bécasse.

Tout est par degrés dans la nature. Il y a des points de contact entre toutes les espèces, et la différence n'est jamais que du plus au moins.

L'intervalle n'est pas plus grand entre l'orang-outang et le singe qu'il ne l'est entre le Hottentot et l'orang.

L'homme sent, perçoit et parle; la brute sent, perçoit et crie; le végétal vit et croît, mais il ne jouit pas du mouvement spontané, de la faculté de se déplacer.

Le minéral n'a point de vie propre, mais il croît.

Est-ce une raison pour dire que tous les êtres viennent d'un même germe dont les produits sont modifiés par des causes extérieures, variables et inintelligentes? nulle créature raisonnable n'en aura la pensée.

Il en est ainsi des races humaines : elles tiennent les unes aux autres par des races mixtes qui établissent entre elles une sorte de fusion, mais les grandes catégories ressortent toujours avec leurs différences tranchées qui se perpétuent d'âge en âge et se maintiennent malgré les révolutions des empires, malgré les vicissitudes que peut subir le climat.

Les caractères communs par lesquels les hommes sont unis et la faculté qu'ils ont tous d'engendrer par leur alliance réciproque des produits féconds, ne nous permettent pas de distinguer, avec M. Bory de Saint-Vincent, plusieurs espèces dans le genre humain; mais aussi les caractères différentiels des races, portant sur leur coloration et leur structure anatomique, ne nous permettent pas davantage de les considérer, avec le docteur Prichard, comme des modifications secondaires et en quelque sorte accidentelles d'une même espèce.

Nous les envisageons comme des *variétés originellement distinctes*, et constituées telles qu'elles sont par la puissance formatrice du monde qui n'a rien abandonné aux causes éventuelles dans la gradation et l'enchaînement des êtres.

Il nous paraît aussi déraisonnable de donner une même origine à toutes les races humaines, que si l'on faisait descendre toutes les graminées qui couvrent la surface de la terre d'une seule graine déposée primitivement dans un coin du globe.

La puissance infinie n'agit pas de la sorte : son mode d'action est, à la vérité, gradué et divers, mais il embrasse toujours un ensemble complet.

L'histoire de la nature nous le prouve.

L'opinion la plus admissible en bonne philosophie, c'est que les principales races du genre humain sont *autochthones*, c'est-à-dire nées du sol même qu'elles occupent. Ainsi l'Australie ou Nouvelle-Hollande, émergée des eaux depuis une époque assez récente, selon l'opinion des géologues, nous offre des hommes tels que nous n'en trouvons point ailleurs.

I.

Quelle que soit l'origine des races humaines, il est incontestable que ces races, envisagées dans leur foyer central, présentent des caractères qui se transmettent de génération en génération d'une manière constante, malgré les vicissitudes des climats.

Nous établirons, d'après ces caractères physiques, la distinction des races, et nous signalerons les qualités intellectuelles et morales qui leur sont propres.

A la rigueur, on pourrait diviser le genre humain en quatre grandes classes, auxquelles on rattacherait toutes les populations qui, bien que distinctes, ont quelques analogies avec l'une des divisions principales. Mais il nous semble que ce serait exagérer les conséquences de l'analogie que de faire rentrer les nations hyperboréennes dans la race mongolique, et les peuplades de l'Australie dans la race éthiopienne.

Nous proposerons donc de diviser l'espèce humaine en six races :

1° La race blanche ou caucasique;

2° La race jaune ou mongolique;

3° La race rouge ou américaine;

4° La race hyperboréenne;

5° La race noire ou éthiopienne;

6° La race australienne.

Nous reconnaissons que notre classification serait encore susceptible de division, et que l'on pourrait, à l'exemple de M. Bory de Saint-Vincent, demander une classe à part pour les Cafres et une pour les Hottentots; mais il faut considérer que toutes les races offrent des variétés qui diffèrent assez du type commun pour qu'on puisse leur supposer une origine distincte, sans que ces variétés aient elles-mêmes des caractères assez tranchés pour former des classes à part.

Il y a encore, nous l'avons dit, des races mixtes qui servent de transition d'une race à une autre et qui portent des traits mélangés. On signale ces variétés, mais on ne s'attache qu'aux grandes catégories de l'espèce pour rendre les oppositions plus frappantes, la différence d'origine plus marquée, et les modifications qui en résultent dans les manifestations de la vie et de l'intelligence plus saillantes.

Nous répéterons aussi qu'il est presque impossible d'établir des lignes de démarcation bien rigoureuses dans la nature, et qu'il faut prendre le point central en toute chose, si l'on veut en bien connaître le caractère, sans se laisser déconcerter par les nuances de transition.

Les transitions nous indiquent que l'unité règne dans le système du monde et qu'un même esprit en a conçu le plan; et les distinctions évidentes que nous offre ce système, quand nous regardons au centre des genres et des espèces, nous indiquent que l'*intelligence ordonnatrice* a su mettre de la variété dans l'unité, puisque les oppositions les plus incontestables ont entre elles des liens de rapprochement.

Cela dit, examinons les caractères physiques qui distinguent les races humaines, puis nous considérerons comme dans un tableau comparatif leurs caractères psychologiques, leur état intellectuel et moral.

La race blanche, si l'on consulte la filiation des peuples, paraît avoir pris naissance dans les vallées du Caucase, entre la mer Caspienne et la mer Noire, d'où elle s'est répandue en Asie et en Europe. Les peuples du Caucase même, les Circassiens et les Géorgiens, passent encore aujourd'hui pour les plus beaux de cette race, qui se distingue par la forme ovale de la tête, par un front large et droit, par la direction horizontale des yeux, par un nez souvent aquilin, par des lèvres assez minces, et des dents perpendiculaires sur les mâchoires; par une peau blanche et rosée, quelquefois légèrement brune; par des cheveux fins et ondoyants dont la couleur varie beaucoup, et par un angle facial dont l'ouverture se rapproche souvent de quatre-vingt-dix degrés.

Cette race a produit trois rameaux principaux que l'on reconnaît par l'analogie des langues et les rapports de conformation.

Ces trois rameaux sont :

1° L'araméen ou rameau de Syrie;

2° L'européen;

3° Le scythe ou tartare.

Le premier de ces rameaux s'est étendu vers le midi et a produit les Assyriens, les Chaldéens et les Arabes.

Le second a donné naissance aux peuples de l'Occident, aux Pélasges qui se sont ramifiés dans les contrées méridionales de l'Europe, et aux Germains qui en occupent le centre.

Le rameau scythe ou tartare s'est dirigé au nord et à l'est vers des contrées âpres et froides. Les hommes de cette lignée n'ont point dans les traits du visage la régularité que l'on remarque dans les autres branches de la race caucasienne. Ils se rapprochent du type des Mongoliens dont ils avoisinent le territoire au nord-est. Leur angle facial est moins ouvert que celui des peuples de l'Occident. La région temporale de la tête est renflée; les pommettes sont saillantes; l'ouverture des yeux un peu oblique; la bouche grande; le visage plat. Leur constitution est robuste, quoique leur taille ne soit pas élevée.

La race jaune ou mongolique semble avoir pris naissance vers les monts Altaï, d'où elle s'est étendue jusqu'à l'Océan oriental. Elle a fondé deux grands empires, l'empire chinois et l'empire japonais.

On reconnaît aisément cette race aux caractères suivants :

La forme générale de la tête est presque cylindrique; son diamètre antéro-postérieur est moins grand que dans la race précédente. Le front est large, mais bas; l'angle facial n'est guère que de soixante-quinze à quatre-vingts degrés : visage aplati; espace inter-sourcillier considérable; direction oblique de l'ouverture des paupières par suite de la dépression des os du nez et du développement de l'os malaire qui porte les téguments palpébraux en haut et en dehors.

Les oreilles sont grandes et fortement déjetées en avant, de sorte qu'on les distingue presque en totalité lorsqu'on regarde un Chinois de face.

Pommettes très-saillantes; nez épaté; narines ouvertes; bouche grande; lèvres épaisses sans exagération; mâchoires prononcées; barbe rare; chevelure peu abondante; peau d'un jaune doré; système musculaire d'une texture molle et lâche; disposition à l'obésité; tronc carré, presque aussi large vers les flancs qu'à la hauteur des muscles pectoraux; bassin très-large; membres gros et courts, à l'exception des bras qui sont longs; mains grandes; pieds petits : tels sont les caractères physiques qui distinguent la race mongolienne.

Dans son voisinage, au sud-ouest, on observe une autre variété d'hommes, les Malais.

Ces Malais, qui occupent la péninsule de Malacca, l'île de Sumatra et celle de Java, appartiennent évidemment, ainsi que les Indous, à la race mongolienne, quoiqu'ils se rapprochent les uns et les autres du type caucasien; le premier type prédomine chez eux. Ce sont là de ces variétés intermédiaires dont nous avons signalé l'existence et que l'on observe entre toutes les races.

Après les Mongoliens, les indigènes de l'Amérique nous paraissent mériter le premier rang, attendu qu'ils viennent dans cet ordre par l'ouverture de leur angle facial, et que la conformation de leur tête est plus favorable au développement des facultés intellectuelles que celle des Hyperboréens, des Éthiopiens et des Australiens dont nous parlerons tour à tour.

Les peuplades indigènes de l'Amérique forment des variétés nombreuses; cependant, leurs langues ont toutes, d'après M. Alex. de Humboldt, beaucoup d'analogie entre elles; des traits de ressemblance les unissent, et l'on peut remarquer chez elles un caractère commun que nous allons esquisser largement, toujours dans la crainte de noyer les vérités importantes au milieu des détails souvent mal observés.

La couleur cuivrée de la peau qui prédomine dans la race américaine lui a fait donner le nom de race rouge. Cette coloration n'est pas un effet de l'exposition à l'air et au soleil, car elle est la même sur les parties couvertes du corps chez les Indiens de l'Amérique septentrionale.

Selon les remarques du docteur Morton, de M. Alex. de Humboldt et de M. Frézier, le crâne de l'Américain est généralement de forme conique ou prismatique, notablement renflé dans la région temporale, au-dessus des oreilles, sans protubérance occipitale, avec un front court et bientôt fuyant, mais assez bombé et assez large au-dessus des orbites; le sommet de la tête est élevé et se termine en pointe; le nez est toujours aquilin; les narines sont larges, bien ouvertes et mobiles; les pommettes sont saillantes et abaissées vers le maxillaire inférieur, ce qui donne au visage un aspect triangulaire.

La bouche est plutôt grande que petite; les lèvres sont épaisses; les dents suivent la direction verticale, malgré l'avancement de la mâchoire inférieure.

Les cheveux sont constamment noirs et plats; la barbe est rare.

La physionomie, dans son ensemble, a un aspect sérieux et triste.

Il est important de noter l'élévation du vertex, le renflement de la région temporale et l'aplatissement de l'occiput dans cette race: M. Alex. de Humboldt en a été très-frappé.

Aux confins de l'Amérique du nord et sur tous les rivages de la mer glaciale se trouvent répandues des populations dont nous croyons pouvoir former une race à part, que nous nommons Hyperboréenne, avec M. Bory de Saint-Vincent. Cette race comprend : les Esquimaux, les Groënlandais, les Samoïèdes et les Lapons.

Des caractères physiques analogues rapprochent en effet ces différents peuples. Ils sont tous remarquables par la forme sphérique et la grosseur de leur tête qui ressemble un peu à celle des hydrocéphales.

Le front est court et fuyant; la face large; le nez écrasé; l'ouverture des paupières un peu oblique, mais moins que dans la race mongolienne. Les pommettes sont saillantes et élevées; la prunelle est d'un jaune brun, jamais bleue; la bouche est grande; les dents sont perpendiculaires; les cheveux plats et noirs; la barbe est rare. Chez les femmes le corps est glabre, excepté sur la tête; les jambes sont grosses; la taille est petite; le corps trapu; la voix grêle; la nubilité tardive.

Les Hyperboréens sont plus basanés que les peuples de l'Europe et de l'Asie centrale, et on les trouve d'autant plus foncés en couleur que l'on s'avance davantage vers le nord; si bien que du cinquantième au soixantième degré environ, on en rencontre, d'après M. Bory de Saint-Vincent, qui sont presque aussi noirs que les Éthiopiens de l'équateur, et qui le sont certainement plus que les Hottentots.

Les Éthiopiens ont pour foyer principal les régions intertropicales à l'ouest de l'Afrique, la Sénégambie, la Nigritie et surtout la Guinée et le Congo. Leur coloration, leur chevelure, et la conformation de leur tête, les distinguent éminemment de tous les autres hommes.

Ils ont le front étroit et fuyant, et les parties postérieures de la tête plus développées et plus sphériques que les antérieures; le nez écrasé; les narines très-ouvertes ; les mâchoires avancées, et les dents proclives et longues.

Leurs lèvres sont épaisses et fortement renversées en dehors, ce qui donne à leur bouche l'aspect d'un museau.

Ils ont peu de barbe, et les cheveux courts, crépus et laineux.

Leurs jambes sont arquées et leurs mollets peu volumineux.

Leur peau noire et huileuse répand une odeur spécifique.

L'angle facial n'est guère chez eux que de soixante-dix à soixante-quinze degrés, quelquefois même il est moins ouvert.

Le trou occipital, point de jonction du crâne avec la colonne vertébrale, est plus en arrière que dans les races précédentes, ce qui est encore un trait de rapprochement entre l'homme noir et l'orang, chez lequel cette particularité anatomique est très-marquée. Nous en dirons autant de la longueur de l'avant-bras, démesurée chez l'orang, et beaucoup plus grande dans la race éthiopienne et les autres races inférieures que dans la race caucasique.

Quant à la coloration de la peau des nègres, M. Flourens avait d'abord cru reconnaître, conformément aux observations de Malpighi, que cette coloration était due à une matière noire répandue comme un vernis, sur une membrane particulière, de nature muqueuse, située entre le derme et le second épiderme, et il avouait qu'il n'avait pu retrouver cette couche pigmentale dans la structure de la peau des blancs [1]. Mais notre habile physiologiste a été amené par de nouvelles recherches à modifier son opinion, et aujourd'hui il admet que la coloration de la peau des nègres n'a d'autre cause qu'une teinte plus foncée et une plus grande accumulation, sous l'épiderme, du *pigmentum* propre à toute notre espèce [2].

Les observations faites, à l'aide du microscope, par MM. Henle, Purkinje et Schwann tendraient à établir que la peau n'est point formée de membranes nettement distinctes, mais bien de cellules superposées dont les plus superficielles contiennent une matière colorante à peine distincte dans les

[1] *Comptes rendus de l'Académie des sciences*, t. III, p. 699.

[2] *Comptes rendus de l'Académie des sciences*, séance du 21 août 1843.

peaux très-blanches, plus foncée dans les peaux brunes, et véritablement noire et en abondance chez le nègre[1].

Quelle que soit l'opinion que l'on adopte relativement à la structure membraneuse ou celluleuse de la peau, on ne peut se refuser à admettre que la coloration de l'aréole mammaire et celle des grandes lèvres chez certaines femmes de la race blanche ne soient le résultat d'une sécrétion de matière colorante tout à fait analogue à celle qui teint la peau des nègres.

Pour moi, j'ai eu occasion d'observer par trois fois chez des sujets dont le système nerveux était diversement affecté, mais *sans fièvre,* une coloration d'un noir d'ébène qui s'est manifestée par degrés sur la face supérieure de la langue, et qui s'est effacée de même après un laps de temps assez considérable. Je n'ai pu voir, dans cette altération, qui, du reste, ne coïncidait avec aucun désordre notable des fonctions digestives, qu'une modification

[1] Henle, *Symbolæ, ad anatomiam villorum intestinalium, etc.* Berol, 1837. In-4°. — Purkinje (Muller, *Archiv.* 1836, p. 290.) — *Mikroskopische Untersuchungen*, vom Dr Th. Schwann. Berol, 1839.

de sécrétion survenue sous l'influence d'un état nerveux tout à fait local.

La différence de teint qui se fait souvent remarquer parmi les enfants d'une même famille peut-elle reconnaître d'autre cause que des dispositions vitales diverses qui modifient la sécrétion sous-épidermique?

Ces faits nous déterminent à croire que la couleur de la race éthiopienne n'est point due à un produit organique spécial, mais bien à un caractère nouveau que la matière colorante de la peau acquiert dans cette race sous l'influence d'une disposition vitale particulière, car nous ne saurions attribuer à l'action climatérique un phénomène qui ne se reproduit pas chez tous les hommes placés depuis des siècles dans les mêmes conditions.

Rappelez-vous en effet que les Gallas, confinés à l'extrémité méridionale de l'Abyssinie, sous une latitude aussi avancée que les nègres de Bénin, ressemblent moins à ces nègres qu'aux Arabes; que l'on trouve au contraire des nègres indigènes dans les parties montueuses des îles Philippines, à dix-huit degrés au-dessus de la ligne, et que les Malais de l'équateur, aussi bien que les populations indigènes du centre de l'Amérique, ne ressemblent nullement aux hommes de race éthiopienne.

Chaque type se maintient donc indépendamment du climat.

Notons, dans le type de la race éthiopienne, l'avancement des mâchoires et la disposition des lèvres en forme de museau; la dépression et l'étroitesse de la tête, dans ses parties antérieures, en opposition avec le développement globulaire de l'occiput.

Les Cafres et les Hottentots forment deux variétés tranchées dans la race éthiopienne : les derniers surtout présentent des particularités anatomiques qui doivent les faire considérer comme un *produit distinct* de la puissance créatrice, mais ils ne s'éloignent point assez du type éthiopien, et ils ne sont pas en assez grand nombre pour mériter, selon nous, une classe à part.

Les uns et les autres occupent l'extrémité méridionale de l'Afrique, les Hottentots à l'ouest et les Cafres à l'est.

Ils ne se ressemblent pourtant pas, et l'on ne peut les supposer issus d'un même sang.

Le Cafre a la tête mieux faite que le nègre de

Guinée; il a le front moins étroit et moins déprimé; le nez plus saillant; et quoiqu'il ait encore les pommettes proéminentes et les lèvres épaisses, ses mâchoires sont moins avancées.

La couleur de sa peau est d'un gris noirâtre.

Les femmes y sont remarquablement plus petites que les hommes.

Les Hottentots sont les derniers de la race éthiopienne, et peut-être ceux de tous les hommes qui se rapprochent le plus de l'orang-outang.

Leur front est étroit, peu élevé, et cependant proéminent à sa partie supérieure, comme chez certains singes, ce qui n'empêche pas que l'angle facial ne soit réduit, par la disposition avancée des mâchoires, à soixante-douze ou soixante-quinze degrés au plus.

Le vertex de la tête est singulièrement aplati. Comme chez les macaques, assure le savant Lichteinstein, les os du nez sont réunis en une seule lame écailleuse, légèrement convexe.

Les narines relevées et béantes ressemblent à des naseaux.

Les yeux sont peu découverts, et ils le sont d'une manière oblique à cause de la saillie des pommettes et de l'écrasement du nez; le pavillon de l'oreille est déjeté en arrière; les lèvres épaisses et livides s'avancent en forme de groin; la peau est de couleur bistre; les cheveux sont d'un noir sale, excessivement courts et laineux.

On assure que la cavité olécranienne de l'humérus est percée de part en part chez les Hottentots. Leurs femmes ont les mamelles pendantes, ainsi que les grandes lèvres, qui se chargent de tissu cellulaire. Ce prolongement des grandes lèvres a donné lieu à la fable du tablier pudique dont on prétendait que la nature avait doté ces pauvres créatures.

Les fesses présentent aussi chez elles un développement considérable du tissu adipeux.

Les Hottentots ont les pieds plats.

Les habitants de la Nouvelle-Hollande, les Australiens, ne sont pas inférieurs aux Hottentots, mais nous les plaçons en dernier, parce qu'ils sont peut-être d'origine plus récente, et qu'ils habitent d'ailleurs un autre continent.

On les distingue aux caractères suivants :

Leur tête, se rapprochant de la forme sphérique, est moins déprimée antérieurement que celle des nègres de Guinée; mais leur front est étroit, et l'avancement des mâchoires réduit encore l'angle facial à soixante-quinze degrés. Leurs sourcils sont épais et tombants; leurs yeux sont peu découverts et dans une direction horizontale. Ils ont les ailes du nez larges et relevées; les lèvres hideusement épaisses, surtout la lèvre supérieure. Le menton est peu fourni de barbe. Leurs cheveux, qui ne deviennent jamais bien longs, sont noirs et floconneux, formant de petites mèches. Leur peau est d'un noir bistre.

Ils sont surtout remarquables par leur maigreur famélique et par la disproportion des membres avec le tronc, le tronc étant chez eux passablement conformé, tandis que les membres sont longs et excessivement grêles.

Leur aspect est triste et farouche. On n'a qu'à consulter, pour de plus amples détails, la relation du voyage autour du monde de M. Dumont d'Urville et le magnifique atlas dont elle est accompagnée, ainsi que les ouvrages de MM. Lesson, Freycinet, Péron, Bory de Saint-Vincent, Prichard et autres.

En résumé, c'est dans la race blanche que nous trouvons le plus d'harmonie entre les parties du cerveau, avec prédominance toutefois des lobes antérieurs. C'est aussi chez elle que la tête et le reste du corps, les membres et le tronc sont dans les plus justes proportions.

Dès que nous passons à la race mongolique, nous trouvons l'angle facial moins ouvert de cinq degrés au moins; le cerveau plus développé à sa base que dans ses parties antérieures et supérieures, et les bras un peu plus longs que ne le comporterait la structure générale du corps.

La race rouge nous offre une forme de tête conique, aplatie vers l'occiput et renflée sur les côtés au-dessus des oreilles, avec un front assez bombé dans la région sus-orbitaire, mais court et fuyant.

La race hyperboréenne est remarquable par la forme globulaire et le volume de la tête.

Dans la race noire la procidence des mâchoires et des dents, l'angle facial de soixante-quinze à quatre-vingts degrés, l'allongement des bras et la couleur de la peau sont les traits caractéristiques.

Les Australiens se distinguent par la disproportion extrême des membres avec le tronc.

II.

Il nous reste à examiner jusqu'à quel point ces

races diffèrent les unes des autres sous le rapport intellectuel et moral, et si ces différences sont graduées sur leur état physique.

Trois choses établissent d'une manière incontestable la supériorité de l'homme sur les autres animaux, savoir :

1° L'usage de la parole qui annonce des notions complexes;

2° Le sentiment et l'idée d'une cause première d'où dépendent nos destinées;

3° Enfin, la perfectibilité dont nous sommes susceptibles.

Ces trois prérogatives sont communes à tous les hommes, et annoncent par conséquent qu'ils appartiennent à une même classe, ou si l'on veut à une même espèce; mais de ce que ces prérogatives sont communes à tous les membres de notre espèce, cela ne veut pas dire qu'ils en jouissent tous au même degré; bien au contraire : il y a à cet égard entre les races humaines des différences constantes et radicales que nous allons signaler, et l'on verra que ces différences sont invariablement liées au développement plus ou moins parfait de l'organisation.

Aucun doute sur la supériorité des langues en usage dans la race caucasique. L'heureuse association des voyelles et des consonnes qui sont moins souvent répétées que les voyelles, et la combinaison des syllabes longues et brèves donnent à ces langues une harmonie que l'on chercherait en vain dans les langues que parlent les Chinois, les Américains, les Hyperboréens et surtout les Éthiopiens.

La langue grecque, par exemple, était d'une euphonie incomparable, et la langue latine, également propre au rameau pélasgien, tenait le second rang. Les langues du midi de l'Europe, dérivées des précédentes, sont encore les plus musicales du monde. Elles sont aussi les plus riches par le nombre et la variété des expressions répondant aux qualités sensibles des êtres, et par la multitude de termes abstraits qu'elles renferment.

Il faut remarquer aussi que l'articulation du langage est plus compliquée, plus savante dans la race caucasique que dans toute autre.

La structure monosyllabique du langage devient tout de suite évidente dès que vous vous avancez vers la Chine.

Elle est également très-marquée dans les divers dialectes des indigènes américains, comme M. Alex. de Humboldt en a fait l'observation; et elle l'est bien davantage parmi les Éthiopiens et les Hyperboréens.

La voix de l'homme noir est grêle et nasillarde, plus aiguë que grave, plus gutturale que labiale. La prononciation des sons qui demande le rapprochement des dents et des lèvres lui est sinon impossible, du moins fort difficile. Ainsi, la lettre R lui échappe. Son langage est saccadé, comme haché, et remarquable par le défaut de liaison grammaticale; il se rapproche en cela du cri de la bête. Les nègres de nos colonies, qui acquièrent à grand'peine quelques notions de nos langues européennes, s'en font un jargon à part, où l'on ne retrouve plus ni pronoms, ni conjonctions, et rarement le verbe être. Le nègre qui voudra parler français pour faire connaître son état de souffrance, dira : « Esclave malade, » pour implorer la clémence de son maître : « Maître bon, pardonne pauvre esclave ; » et cela sans faire sentir aucunement la lettre R. Il y a toujours dans le langage du nègre qui apprend nos langues européennes avec le plus de succès quelque chose de la manière de parler des enfants.

Le langage des peuples hyperboréens consiste en un murmure sourd et entre-coupé où les consonnes dominent.

Quant à celui des Hottentots, il est encore plus imparfait : c'est au rapport des voyageurs une sorte de gloussement qui n'a presque plus rien de la voix humaine. M. Bory de Saint-Vincent et le docteur Prichard rendent sur ce point le même témoignage.

Or, nous savons que la faculté de parler a son siége dans les lobes antérieurs du cerveau. L'anatomie pathologique et la physiologie expérimentale le démontrent chaque jour. M. le professeur Bouillaud a fait à cet égard des expériences pleines d'intérêt.

Il n'est donc pas étonnant que la race dont l'angle facial est le plus ouvert, la caucasique, soit aussi celle dont le langage est le plus parfait. Le contraire serait en opposition avec toutes les données de la physiologie.

Remarquons en outre que la conformation des organes vocaux est plus favorable à la prononciation dans cette race que dans toute autre. Les lèvres épaisses des Mongoliens et des indigènes américains leur donnent déjà l'infériorité par rapport à nous dont les lèvres sont minces et déliées, et les dents parfaitement verticales. C'est bien autre chose si nous passons aux Éthiopiens, et surtout aux Hottentots chez lesquels la grosseur et le renversement des lèvres, ainsi que la proclivité des mâchoires et des dents rendent l'articulation des sons si difficile.

Cette disposition plus ou moins parfaite des organes vocaux secondaires est, du reste, en rapport dans toutes ces races avec le degré d'ouverture de l'angle facial, ou, si l'on veut, avec le développement des parties antérieures de la tête.

Nous avons indiqué le sentiment religieux et l'idée de la Divinité comme un des caractères distinctifs de l'espèce humaine. L'homme est en effet le seul de tous les animaux qui reconnaisse ses rapports avec la cause première, ou qui du moins manifeste cette connaissance. Il est le seul qui donne des marques d'adoration, le seul qui élève à Dieu des autels et qui lui offre des sacrifices. On n'a pas rencontré de peuple tellement barbare qu'il fût complétement dépourvu de tout sentiment religieux. Les récits des premiers voyageurs ont été rectifiés à cet égard par des observateurs plus exacts.

Partout Dieu se fait sentir à l'homme; partout l'homme reconnaît une puissance supérieure qu'il implore; mais cette connaissance est loin d'être aussi étendue, aussi éclairée dans toutes les races, et le sentiment religieux est loin d'être aussi vif en chacune d'elles.

Certainement, il y a une distance immense entre les croyances superstitieuses de l'Éthiopien et les sublimes idées d'un bon déiste européen; entre le sentiment religieux si obscur et si étroit des Hyperboréens et des Australiens et celui de nos missionnaires.

Le sentiment religieux va toujours en s'agrandissant, en se spiritualisant de la race éthiopienne à la race américaine, de celle-ci à la race mongolique, de la race mongolique à la race blanche.

Le fétichisme, qui morcelle la Divinité et rattache tous ses attributs à des objets matériels, règne presque exclusivement parmi les noirs, et chez les Hyperboréens et les Australiens; il est encore très-répandu en Amérique, mais là le dogme religieux s'épure; la communication entre la créature et le Créateur devient plus manifeste, et l'idée du Grand Esprit domine les pratiques superstitieuses. A la

Chine, la plupart des lettrés vivent dans le déisme pur, se conformant aux préceptes de Confucius qui, lui-même, n'était que l'écho de la sagesse antique, tandis que les prêtres de Foë, les bonzes, espèces de moines paresseux et cupides, retiennent la foule ignorante dans le culte idolâtre des génies subalternes. Il n'en est pas moins vrai que c'est la première nation, en remontant les degrés inférieurs de l'espèce humaine, où l'on trouve cette distinction entre la religion philosophique et les croyances populaires que partagent souvent, par intérêt ou par habitude, des hommes qui devraient se ranger parmi les philosophes.

C'est surtout dans la race blanche, chez les peuples issus des rameaux syriens et européens, que cette distinction est frappante. Dès la plus haute antiquité il y a eu parmi eux des sages qui ont pensé et agi autrement que la foule. Le sentiment religieux et l'idée de l'Être Suprême ont produit chez ces peuples les religions les plus puissantes et les plus dégagées d'erreur, le judaïsme, le christianisme et l'islamisme. Ces religions ont pris naissance autour du berceau de la race blanche en Orient.

Il est évident qu'aucune autre race n'a été aussi vivement préoccupée de nos rapports avec l'auteur de toute chose. Cette préoccupation enfanta le paganisme qui personnifiait Dieu à l'infini, le revêtait de formes semblables aux nôtres et lui prêtait nos passions.

Le sentiment religieux dont la nature humaine est favorisée, a donné naissance chez tous les peuples, par suite des limites mêmes de notre esprit, à des préjugés et à des erreurs à peu près semblables, et qui laissent plus ou moins de place à la vérité, selon le développement organique et intellectuel des races, et selon les progrès de la civilisation.

Ainsi, l'existence du mal, considérée par la philosophie la plus avancée comme une suite inévitable de notre nature finie et conséquemment imparfaite, a fait croire aux hommes qu'il y avait des génies malfaisants, toujours en lutte avec le suprême génie du bien.

Nous trouvons cette croyance aux génies malfaisants chez les Éthiopiens, chez les indigènes de l'Amérique, dans la religion populaire des Chinois, chez les anciens Perses, d'où elle passa en Judée après la captivité de Babylone, enfin chez les mahométans et chez les chrétiens de l'Europe; mais nous remarquerons que plus les peuples sont barbares et plus ils sont placés à un degré inférieur de l'espèce humaine, plus ils sont sous l'empire de cette croyance.

Les Hottentots tremblent à la pensée de leur redoutable Toutouka, auquel ils attribuent tous les accidents, toutes les maladies, toutes les douleurs dont ils peuvent être affectés. Ils s'environnent, au rapport du voyageur Kolbe, de charmes et d'amulettes, et cherchent à détourner par la sorcellerie l'influence maligne. D'après le même voyageur, ils ont une vénération particulière pour une espèce d'escarbot dont la rencontre, à ce qu'ils croient, porte bonheur. La religion de cette caste infime est donc aussi étroite que superstitieuse.

Toutes les nations éthiopiennes sont également en proie à la crainte des démons. Lorsqu'il survient une épidémie en Guinée, les nègres imaginent que ce fléau tient à la multiplication des mauvais génies, et dans l'espoir de les exterminer ou de les mettre en fuite, ils se réunissent pour leur livrer la chasse. On les voit alors parcourir la contrée en poussant de grands cris et en agitant l'air de leurs armes.

Les prêtres, qui sont regardés comme ayant le pouvoir d'éloigner les démons, ont une autorité absolue sur l'esprit des nègres qui s'adressent à eux pour obtenir délivrance ou pour connaître l'issue heureuse ou malheureuse de leurs entreprises. Les prêtres alors implorent le fétiche sacré qui est, suivant les lieux, arbre, tigre ou serpent; ils égorgent des victimes en son honneur, et rendent leurs oracles.

Les indigènes américains ont aussi leurs dieux subalternes, leurs génies bons et mauvais qu'ils nomment *Manitous*, et qu'ils conjurent par l'entremise des jongleurs. Personne n'ignore le rôle important que remplissent ces jongleurs dans l'existence des tribus sauvages de l'Amérique.

La crainte des démons et les superstitions qui accompagnent cette crainte règnent également à la Chine, dans la religion populaire; mais une bonne partie de la nation en est toujours restée exempte. Il y a progrès en cela sur l'Amérique et sur l'Afrique.

Les mêmes préjugés ont troublé la tête des peuples européens, surtout dans l'enfance de ces peuples. On sait à quel point nos aïeux étaient poursuivis par la crainte du diable et de ses satellites; ils en admettaient de toute forme et de toute grandeur, par hiérarchie. Ils attribuaient à leur influence maligne les maladies extraordinaires, et même la supériorité de l'esprit aussi bien que ses dérèglements. Ils allaient même jusqu'à supposer que ces démons, qu'ils nommaient incubes, pouvaient abuser de leurs femmes et donner naissance, par leur rapprochement, à des espèces de monstres. Aujourd'hui ces ennemis de Dieu et des hommes ont beaucoup perdu de leur importance, et il n'est presque pas de gens sensés en Europe qui ne les mettent au rang des êtres fabuleux et imaginaires.

Comment supposer en effet que Dieu se soit donné des rivaux qui seraient constamment occupés à lui disputer ses créatures, et qui auraient presque toujours l'avantage sur lui?

Mais les hommes, livrés aux passions et à la douleur, se sont considérés comme victimes, plutôt que de reconnaître l'imperfection naturelle de leur être, car il faut encore des lumières supérieures pour discerner le peu que nous sommes.

Le même sentiment de notre misère et de nos malheurs a fait supposer à la plupart des peuples une révolte des premiers hommes contre Dieu, et l'intervention d'un médiateur, participant à la fois de la nature humaine et de la nature divine, ce qui revient à dire qu'il est en même temps fini et infini, termes contradictoires.

Les Chinois affirment que leur dieu Foë est né d'une vierge. Les Indiens en disent autant de Vichnou pour l'une de ses incarnations; car ce Vichnou, qui est la seconde personne de la trinité indienne, s'est incarné neuf fois, et doit s'incarner une dixième. D'après les Égyptiens Isis avait conçu son fils Horus sans avoir subi de contact impur. Les croisés qui ont rapporté d'Orient des statues de cette déesse tenant son fils dans ses bras, les ont vénérées comme des images de la vierge Marie.

La tendance des hommes à donner à Dieu leur propre figure a été générale; mais il faut reconnaître que dans la race caucasique l'anthropomorphisme a été moins grossier, et qu'il s'y est peu à peu simplifié.

Il en est de même du fétichisme, dont nous ne

sommes pas tout à fait exempts. Les noirs accordent une vertu surnaturelle et des propriétés divines à une pierre, à un arbre, à un serpent, à un tigre; nous accordons la même vertu et les mêmes propriétés à de l'eau sur laquelle on récite des prières, à du bois bénit, à des ossements vénérables par les souvenirs qui s'y rattachent, enfin à des morceaux d'étoffes sur lesquels sont peintes des images religieuses.

On ne saurait se dissimuler qu'il y a une singulière analogie entre les amulettes des Américains, les talismans des Indous et nos médailles, nos scapulaires.

Une même disposition d'esprit dans l'espèce humaine a donné lieu chez tous les peuples à des vérités et à des erreurs analogues, erreurs plus multipliées et plus grossières dans les races inférieures, vérités plus éclatantes et plus développées dans les races du premier ordre.

Le degré de perfectibilité dont chacune de ces races s'est montrée susceptible fera mieux ressortir encore leur diversité originelle, constante et radicale.

Chaque degré du règne animal répond à un

degré particulier de spontanéité et de perfectibilité.

Les animaux inférieurs ne s'appartiennent, pour ainsi dire, aucunement. L'instinct est tout en eux. Ils obéissent à son impulsion et ne la modifient pas: voilà pourquoi ils marchent invariablement dans les mêmes voies.

A mesure que l'on se rapproche de l'homme, on trouve l'animal plus susceptible d'éducation et de perfectionnement : l'expérience lui devient utile; il apprend ; il se modifie dans de certaines limites. Le renard qui a un peu vécu est plus rusé, plus habile à surprendre sa proie et à éviter les piéges. Le chien de chasse gagne singulièrement à l'usage, et il en est de même de tous les animaux qui sont capables d'entrer en société avec nous.

Fort supérieur à eux par son organisation cérébrale, l'homme ne l'est pas moins par la spontanéité dont il jouit, par l'étendue et le mouvement de son intelligence, par le pouvoir qu'il a de se modifier lui-même, de s'améliorer ou de se pervertir, selon qu'il accueille ou qu'il néglige les lumières naturelles qui lui sont données.

Il est donc vrai que tout développement de la

spontanéité dans le règne animal est dû à un développement correspondant de l'organisation cérébrale, et que cette organisation est l'unique cause des différences qui existent, sous le rapport intellectuel, entre les diverses espèces.

Le cerveau nous initie à la vie supérieure et nous donne l'intelligence en propriété durant le cours de notre existence.

Dès que les fonctions du cerveau sont interrompues par le sommeil, par le collapsus de la syncope, par l'état de congestion ou la perturbation fébrile, nous perdons la conscience de nous-même; le *moi* s'évanouit : il reparaît quand l'organe retrouve son activité normale.

Donc, le cerveau détermine notre individualité morale en nous rendant participants dans une certaine mesure de l'élément intellectuel, et il détermine de même sorte le rang que nous devons occuper parmi les êtres intelligents.

Toute différence permanente dans le degré de la spontanéité et de la perfectibilité indique chez les animaux une différence originelle dans l'organisation.

Or, il est impossible de nier que la perfectibilité, ou, si l'on veut, la faculté de changer ne soit très-différente dans les diverses races humaines.

L'immobilité de la civilisation chinoise ne fait-elle point contraste avec l'activité du génie européen, et la prédilection constante des indigènes de l'Amérique et de l'Afrique pour la vie nomade des déserts n'est-elle pas en opposition manifeste avec les tendances sociales et progressives des autres peuples du monde?

On a trouvé les difformes enfants de la Nouvelle-Hollande, les Australiens, sans lois, sans discipline, sans habitations déterminées, n'ayant pas même de tentes; se nourrissant de mollusques, de poissons et de bêtes sauvages; étrangers aux arts, même les plus utiles; ne connaissant pas l'usage des métaux; employant pour arme une massue ou un bâton pointu; appareillés par couples; presque nus, et sans aucun sentiment de pudeur; donnant à peine quelques signes de religion.

Les Hottentots, qui ne leur sont point supérieurs, vivent dans un état voisin de celui de la brute, et s'y complaisent. La profondeur des bois et les creux des rochers leur servent d'asile; nulle maison parmi eux et encore moins de village. Ils sont d'une malpropreté révoltante : on les voit croquer, à la manière des singes, les insectes parasites dont ils sont infectés. Lâches, paresseux et stupides, ils ne veulent pas prendre la peine de réfléchir lorsqu'on les y sollicite. Livrés à des habitudes dissolues, ils ont de bonne heure un aspect usé et décrépit. Leur indolence est telle que les Hollandais ont renoncé à les réduire en esclavage. Tout ce qui tient à la civilisation leur est antipathique. Ils aiment leur misère; si bien qu'un jeune Hottentot que le gouverneur du Cap avait pris comme interprète et qu'il avait comblé de faveurs durant plusieurs années, se dépouilla un jour de ses vêtements européens, et vint déclarer au gouverneur qu'il ne pouvait plus vivre auprès de lui, et qu'il mourrait bientôt s'il ne lui était permis de regagner les déserts.

Les Cafres, qui occupent avec les Hottentots la pointe méridionale de l'Afrique, en diffèrent autant par leur état intellectuel et moral que par leur caractère physique : ce n'est plus la même nature ; c'est aussi une tout autre disposition d'esprit. La langue qu'ils parlent est mieux articulée, moins dure à l'oreille, et beaucoup plus riche. Ils sont avides de connaissances nouvelles; ils accablent de questions les étrangers. La facilité de leur mémoire s'est manifestée par la promptitude avec laquelle ils ont retenu des mots hollandais. L'écriture n'est point en usage parmi eux. Ils se bâtissent des demeures commodes, et y joignent un enclos que cultivent leurs femmes, car ils sont polygames. On juge de la richesse d'une maison par le nombre des femmes. Les hommes ont en partage la garde des troupeaux, la chasse et les travaux de la guerre.

Ils reconnaissent une intelligence suprême, protectrice du monde, et ne déshonorent point le culte qu'ils lui rendent par autant de superstitions que les Hottentots, bien qu'ils aient aussi leurs fétiches et leurs devins.

Cette tendance extrême au fétichisme et l'imperfection du langage sont deux faits qui doivent être pris en grande considération lorsqu'il s'agit de déterminer l'état intellectuel et moral de la race éthiopienne.

Ajoutons que les nègres sont en général inattentifs, oublieux, et d'un esprit mobile, quoique peu progressif, puisqu'ils sont restés dans un état à demi sauvage malgré leurs relations commerciales avec les Européens. Leur conception est bornée, si ce n'est dans les choses où ils sont directement intéressés, car pour échapper à un danger ou pour obtenir quelque profit, ils se montrent fins et astucieux. On a grand'peine à les plier à l'étude des lettres, encore plus à celle des sciences, et d'ordinaire ils n'y font aucun progrès. Ils aiment tout ce qui émeut fortement les sens : les couleurs vives, la musique bruyante, les boissons alcooliques ; le tambour est leur instrument de prédilection. Leurs danses animées retracent des scènes lubriques. Ils vivent dans la promiscuité des sexes, et dans une grande intempérance. Les sentiments de pudeur et d'humanité semblent leur être étrangers. On les voit quelquefois s'accoupler publiquement. Ils vont nus et armés de sagaies ou de piques garnies de fer.

Mous et timides quand rien ne les excite, ils deviennent intrépides jusqu'à la fureur par exaltation ou par sentiment de vengeance.

Ils font couler le sang avec une joie féroce, soumettent leurs ennemis vaincus à des tourments inouïs, et leur arrachent les mâchoires pour en faire parade en guise de trophées.

On assure qu'il y a encore dans la Guinée des tribus de nègres anthropophages, soumises à des chefs qui les gouvernent despotiquement.

La race hyperboréenne a aussi son caractère distinctif sous le rapport des habitudes et de la sociabilité.

Les Lapons, les Samoïèdes, les Esquimaux sont, après les Hottentots, les peuples les plus sales de la terre. Ils n'ont ni villes ni villages, et habitent çà et là des huttes à demi souterraines où ils passent leurs longs hivers, entassés pêle-mêle avec les chiens et les rennes, qu'ils se sont donnés pour compagnons. Ils se nourrissent surtout de poissons, et boivent avidement l'huile des cétacés. La polygamie est de règle parmi eux, et la pudeur ne protége point leurs rapports conjugaux; ils regardent comme un devoir de l'hospitalité d'offrir leurs femmes aux étrangers.

Leur religion semble consister uniquement en quelques pratiques superstitieuses.

Ils sont du reste très-pacifiques, et rarement malades, quoique sédentaires. Les charmes de la civilisation ne les captivent nullement : ils tiennent par-dessus tout au sol ingrat qu'ils habitent : on en a vu périr d'ennui dans les climats tempérés où on les avait amenés avec l'espoir de les rendre plus heureux.

Les indigènes de l'Amérique touchent aux races inférieures par la barbarie de leur caractère, et aux races avancées par les qualités de leur esprit. Ils sont généralement sombres et farouches, orgueilleux, vindicatifs, égoïstes, portés aux combats et à la destruction.

Les Caraïbes et les Botocudos, qui formaient parmi eux des tribus nombreuses, aujourd'hui presque anéanties, mangeaient les prisonniers et se faisaient des colliers de leurs ossements. Ils croyaient se rendre la Divinité propice par des sacrifices humains. Leurs guerres étaient toutes des guerres d'extermination. Durs, et ne connaissant d'autre droit que la force, si toutefois la force constitue un droit, ils traitent en esclaves leurs femmes et leurs enfants. Ils sont beaucoup moins sensuels que les Éthiopiens et les Asiatiques. La chasse et la pêche sont leurs principales occupations et fournissent à leur nourriture. Ils ont toujours négligé la culture des terres et la garde des troupeaux.

D'un autre côté, leur esprit a des tendances élevées et même poétiques; leur langage est plein d'images et ne manque point d'harmonie. Ils couvrent leurs pratiques superstitieuses d'idées sublimes sur la nature de Dieu et sur nos rapports avec lui. Ils regardent le culte public et la guerre comme les choses les plus nobles dont l'homme puisse s'occuper. Leurs gouvernements sont quelquefois assez habilement constitués. Cependant, ces peuples, plus ou moins barbares, sont toujours restés en arrière de la civilisation.

Quoiqu'ils aient plus d'aptitude que les nègres à la réflexion, ils ne peuvent fixer longtemps leur esprit sur un même objet; ils ont peu de capacité pour apprendre, et joignent, dit M. Martius, l'ignorance et la légèreté de l'enfant à l'opiniâtreté du vieillard, singulière et inexplicable réunion de défauts qui, selon le même auteur, a fait échouer tous les efforts qu'on a tentés pour les réconcilier à nos mœurs. Ils n'essayent plus de lutter contre l'ascendant européen, mais ils refusent de s'associer à son mouvement. Les missionnaires chrétiens n'ont fait sur eux que des conquêtes passagères. La vie nomade des forêts les entraîne et leur rend insupportables nos habitudes sociales.

On a réduit leur nombre, on les a obligés à se cacher dans les contrées les plus reculées et les plus sauvages, mais on n'a pas pu les transformer : leur perfectibililé ne va point jusque-là.

Notons, avant de passer à une autre race, que l'absence de sentiment affectueux chez l'Américain, et le penchant qu'il montre à la tristesse et au carnage coïncident avec l'aplatissement de la région occipitale du crâne et le renflement très-marqué de la région temporale au-dessus des oreilles; notons encore que la subtilité des sens, de la vue, de l'odorat et de l'ouïe coïncide pareillement chez lui avec le développement des parties sus-orbitaires du front; et que l'élévation du vertex que l'on observe dans cette race justifie la doctrine de Gall touchant le siége de l'orgueil et celui du sentiment religieux. Le défaut d'élévation du front est également en rapport chez l'Américain avec le défaut de perfectibilité que nous lui reprochons.

La race mongolique est une énigme dans l'espèce humaine : il est incompréhensible qu'elle ait eu assez de séve, assez de génie pour atteindre le degré de civilisation où elle est parvenue, et qu'elle n'ait plus eu assez de force pour se perfectionner. On dirait qu'il y a chez elle plus d'instinct que de spontanéité, car l'instinct ne permet pas de dépasser le but auquel il conduit.

Les Chinois ont devancé tous les autres peuples dans la connaissance des arts et des sciences, et ils se sont arrêtés à moitié route, pour ne plus aller ni en avant ni en arrière. Ils sont fort éloignés de l'état inculte, et toutefois ils ne subissent point les diverses phases des peuples éminemment perfectibles. La Providence semble les avoir établis comme une borne entre la civilisation et la barbarie : l'immense muraille dont ils se sont entourés en est le symbole.

L'amour du gain est seul capable de les déterminer à voyager ; et lorsqu'ils tentent la mer, ils s'éloignent peu des rivages et ne visitent que les îles voisines. La Chine est à leurs yeux le centre de l'univers, l'objet de toutes les prédilections du ciel. Ils n'ont que de l'antipathie pour les étrangers, et redoutent au dernier point les innovations qu'ils pourraient introduire parmi eux. Cet égoïsme national tient sans doute à une très-grande présomption, à un sentiment personnel très-développé, c'est ce que semblent indiquer la gravité un peu théâtrale de leur démarche, et leur goût pour le cérémonial, les salutations et la pompe extérieure : se croyant parfaits, ils en concluent que le changement leur serait funeste et ils font de constants efforts pour se maintenir dans l'état stationnaire. Les professions sont chez eux héréditaires. Il n'y a que leurs richesses qu'ils désirent accroître, toujours par esprit d'égoïsme, pour s'approprier le plus possible : ils sont cupides, intéressés, habiles dans les opérations commerciales parce qu'ils mettent toute leur attention à faire passer l'avantage de leur côté. La ruse, le mensonge, la fraude leur viennent en aide.

Quoique sobres, ils sont extrêmement sensuels : l'appétit vénérien les sollicite vivement, et l'on assure qu'ils ont recours aux moyens les plus variés pour aiguiser leurs sens et satisfaire leur penchant. Du reste, leurs femmes sont aussi fécondes que leur terroir est fertile.

Le riz est leur principal aliment et l'infusion de thé leur boisson favorite.

Ils sont généralement doux, polis, complimenteurs, mais la douceur de leur caractère est voisine de la mollesse, et leur civilité de la dissimulation. Ils montrent une patience et une adresse admirables dans l'exécution des travaux minutieux. La beauté de leurs porcelaines et celle de leurs étoffes de soie sont partout appréciées. Ils avaient inventé la poudre et l'imprimerie longtemps avant les Européens. L'agriculture a toujours été en honneur parmi eux. Ils célèbrent la fête des laboureurs, et ce jour-là l'empereur, accompagné des mandarins, dirige lui-même une charrue et trace quelques sillons.

Ils ont des poëtes et des auteurs dramatiques : leurs pièces de théâtre sont des espèces de romans qu'ils représentent en plein air pour moraliser les populations.

La classe des *lettrés*, qui est fort nombreuse, ne partage point les superstitions populaires, et c'est bien quelque chose qu'un corps d'élite dans une nation. Leurs livres sacrés enseignent une morale pure et des dogmes respectables. La hiérarchie des rangs est si bien déterminée à la Chine qu'il n'y a jamais la moindre confusion à cet égard. Le gouvernement fonctionne dans le plus grand ordre. Les modes elles-mêmes et les formalités extérieures de l'étiquette sont réglées par les lois : cela ressemble aux mouvements d'une vaste machine dont les rouages seraient animés et intelligents. Il faut en effet que la raison publique soit souveraine, mais il n'est pas juste qu'elle absorbe à ce point l'individualité. La perfection consisterait à faire régner les lois en laissant le plus d'extension possible à l'indépendance des particuliers. Empêchez les écarts d'une liberté destructrice, mais respectez comme une chose sainte cette prérogative des êtres intelligents.

Les Chinois sont plutôt classificateurs qu'investigateurs : chez eux la philosophie se borne à la morale, et leurs moralistes s'appliquent surtout à régler les rapports sociaux, de manière à maintenir toujours la paix publique. *Esprit de méthode, amour du repos, ordre et immobilité,* voilà ce qui caractérise, sous le rapport moral, la nation chinoise, dans laquelle la race mongolique trouve sa plus haute expression.

La race blanche se distingue par le développement de la spontanéité et par le mouvement et l'extension de l'intelligence. L'homme, dans cette race, est plus indépendant des forces extérieures de la nature et des influences climatériques : il est en même temps plus expressif, plus avide de communications avec ses semblables; il est éminemment sociable et cosmopolite, preuve qu'il a une plus grande part à l'élément supérieur, à ce principe actif et intelligent qui domine dans l'univers.

La race blanche a toujours été en travail pour avancer dans la connaissance du monde invisible et dans la possession du monde visible.

Les peuples dont cette race se compose n'ont jamais été stationnaires. Leur développement successif a constamment amené une amélioration, un progrès dans la condition humaine : chacun d'eux a employé son existence et usé ses forces à cette fin ; car un peuple est un être collectif qui a ses périodes de développement, de maturité et de déclin, comme tout ce qui a vie, et qui transmet en héritage à d'autres peuples le fruit de ses travaux. Plus les mouvements vitaux sont actifs et puissants chez un peuple, comme chez un individu, plus les transformations sont rapides.

Aussi, quels changements surprenants dans la race blanche! quelle succession d'empires divers écroulés les uns sur les autres, en laissant toujours des cendres fécondes!

Ce sont d'abord les Assyriens qui frayent la route :

ils font les premières découvertes dans les arts et les sciences; ils explorent le ciel; ils associent l'agriculture à la garde des troupeaux; ils se livrent à la navigation.

Les Égyptiens viennent ensuite, et portent plus loin la civilisation par le développement des arts et des sciences. La plupart de leurs lois sont l'expression de la sagesse même. Le soin qu'ils prennent d'embaumer les morts témoigne de leur respect pour la nature humaine. Leur constitution sociale est fortement organisée : les princes qui les gouvernent sont perpétuellement avertis de leurs devoirs, et lorsqu'ils ont cessé de vivre, leurs actes sont soumis à un véritable contrôle qui sert de leçon à leurs successeurs. Ils s'emparent de la nature avec plus de puissance que tous les peuples qui les ont précédés : ils obtiennent d'abondantes récoltes, creusent des canaux, bâtissent des villes, créent la statuaire, et laissent dans les pyramides des monuments impérissables de leur force et de leur grandeur. Mais l'activité propre à notre race ne doit point s'arrêter là.

Un peuple né des Assyriens et des Égyptiens dans un climat tempéré, sous le ciel le plus pur, à l'aspect de la mer, le peuple grec, est destiné à répandre sur le monde pendant plusieurs siècles des torrents de lumière.

L'amour de la liberté est en lui un résultat du développement de l'individualité humaine. Il se sent capable de se gouverner et ne veut point abdiquer son indépendance, pas plus que l'homme fait ne consent à porter les chaînes que l'on impose au premier âge.

Le sentiment du beau, le génie des arts, l'esprit d'investigation, le don de l'éloquence et de la poésie sont le partage des Grecs. L'intelligence rayonne de leur front large et élevé. Nul autre peuple n'a présenté un angle facial plus ouvert; nul autre n'a produit autant de philosophes et de si grands, autant de poëtes, autant d'orateurs, autant d'artistes célèbres. Je ne parle pas de ses guerriers : sous ce rapport, Rome pourrait lui disputer la supériorité; mais quels noms les autres nations opposeraient-elles à ceux d'Homère et d'Hippocrate, à ceux de Platon, d'Aristote et de Phidias? Comme la vie se fait sentir sur ce petit coin du monde! comme elle y est brillante et animée! Mais aussi avec quelle rapidité elle y parcourt ses diverses évolutions! Jamais de repos pour la nation grecque. Les luttes sociales ou les disputes de l'école l'agitent incessamment. Ses philosophes épuisent par leurs conjectures toutes les chances du possible et portent un jour nouveau sur toutes les questions. Ses artistes multiplient les chefs-d'œuvre en tout genre, en même temps que ses législateurs fournissent aux siècles à venir des modèles de sagesse et de haute politique. ATHÈNES est le phare de la civilisation, jusqu'à ce qu'enfin, consumée de sa propre lumière, épuisée par les raffinements du luxe et les subtilités de l'esprit, elle devienne la proie d'un peuple d'Occident qui se distingue par la puissance de son organisation physique autant que par l'énergie de sa volonté.

C'est, en effet, aux qualités de son caractère, à sa fermeté, à sa persévérance et à un sentiment profond de sa dignité et de sa valeur que le peuple romain a dû l'empire du monde.

Les Romains n'étaient point artistes comme les Grecs : ils les imitèrent sans les égaler ; cependant ils introduisirent dans l'architecture quelques modifications, et donnèrent en général à leurs édifices un caractère de solidité et de grandeur que n'avaient point les monuments grecs. Nous signalons cette circonstance comme un indice du génie romain.

Leur langue, qui reconnaissait encore la mesure du rhythme et de la cadence, n'avait pourtant pas l'harmonie de la langue grecque : elle était expressive, mais un peu rude et chargée de consonnances sourdes.

Également jaloux de leur indépendance et plus avides que les Grecs de domination extérieure, les Romains ont toujours été en guerre au dedans et au dehors.

L'ACTIVITÉ et LA FORCE étaient leurs qualités distinctives.

Ils se sont écoulés comme un grand fleuve dont les eaux auraient tour à tour fécondé et ravagé le monde.

Les peuples de l'Europe, qui sont actuellement à la tête de la civilisation, leur doivent, ainsi qu'aux Grecs, les bases de leur législation et tous les éléments de leurs connaissances.

Ces peuples nouveaux n'ont peut-être pas atteint dans la littérature et les arts le degré de perfection auquel leurs devanciers étaient parvenus, mais ils sont allés beaucoup plus loin dans la connaissance de la nature et dans l'interprétation de ses phénomènes ; et par conséquent, leur philosophie est moins hypothétique et plus éclairée. Ils apprécient mieux les rapports qui unissent les êtres entre eux : leur religion est plus divine ; leurs lois sont plus humaines, elles font régner la raison publique sans étouffer la liberté individuelle ; elles assurent et limitent l'autorité paternelle; elles relèvent la dignité de la femme, et sans lui donner la prépondérance sur l'homme, elles établissent ses droits et ses devoirs.

Il est incontestable que la société est mieux ordonnée en Europe qu'elle ne l'était autrefois : le seul fait de l'abolition de l'esclavage le prouve.

Il y a maintenant un plus grand nombre d'individus initiés aux douceurs de la fortune et aux avantages de l'instruction : c'est un progrès moral évident.

Des liens de fraternité unissent les peuples dont nous parlons; ils se regardent jusqu'à un certain point comme solidaires les uns des autres; dans aucune autre race on ne trouve d'exemple de semblables relations. Nous avons vu que les tribus éthiopiennes de l'Afrique étaient ennemies nées les unes des autres et qu'il en était de même des tribus indigènes de l'Amérique.

Les modernes Européens ont également surpassé leurs pères dans l'art de cultiver la terre et dans toutes les sciences physiques : ils se sont emparés de ce qu'il y a de plus fugitif dans la nature, de la vapeur, pour s'en faire un moyen d'impulsion, et, à l'aide de cette force nouvelle, ils ont pu braver au milieu des mers l'inconstance des vents et franchir les espaces solides avec une étonnante rapidité.

Dans les arts d'utilité, ils ont substitué à l'action de l'homme l'action des machines appropriées à tel ou tel genre de travail, et de la sorte ils ont accru leurs ressources, leur puissance, et le temps qu'ils peuvent donner aux œuvres intellectuelles.

Jamais l'exploitation du monde matériel n'avait été dirigée avec autant d'habileté qu'elle l'a été par les Anglais. Ils ont montré en cela un génie pratique admirable et autant d'activité que d'énergie.

L'esprit d'investigation et la patience dans les recherches philosophiques distinguent les peuples de la Germanie, qui se recommandent encore par les qualités de leur caractère, *la candeur* et *la loyauté*.

Les Français excellent par leur disposition à la sociabilité, et par leur aptitude à recevoir et à transmettre tous les genres de connaissances. Ils sont expansifs et sympathiques au plus haut degré.

Plus mobiles que les Anglais et les Germains, ils ne poursuivent pas la vérité avec la même persévérance, avec la même attention, mais quand leur sagacité naturelle les y conduit, ils s'en emparent avec enthousiasme et la propagent rapidement en tous lieux par la forme nette et saisissante qu'ils savent lui donner.

Leur langue toujours fidèle dans la construction des phrases à l'ordre naturel des choses, n'admettant ni inversion, ni équivoque, est regardée comme la plus convenable à l'exposition des sciences et à la rédaction des traités : c'est ce qui l'a si fort accréditée en Europe.

Les Anglais et les Allemands ont peut-être plus souvent que nous l'initiative dans la philosophie et les sciences naturelles, mais nous avons sur eux l'avantage de l'exposition et de la méthode. Nous perfectionnons, et il arrive quelquefois que notre perfectionnement est invention par les changements heureux qu'il apporte aux découvertes étrangères.

Quelque soit le rang qu'il faille assigner à chacun des peuples modernes de l'Europe dans l'ordre de la civilisation, il n'en demeure pas moins établi que cette civilisation est fort supérieure à ce qu'elle était autrefois dans le même continent par rapport à l'empire que l'homme a acquis sur la nature, et par les améliorations qui se sont introduites dans la condition respective des deux sexes, dans la famille, dans l'État et dans les relations internationales, surtout depuis que la philosophie et le libre examen ont reculé les bornes de la superstition, car à cette époque que l'on nomme moyen âge, c'est-à-dire, âge intermédiaire entre les temps anciens et les temps modernes, lorsque le sacerdoce régnait souverainement en Europe, nous étions retombés dans la barbarie la plus affreuse. Les gens d'Église et les hommes d'armes se partageaient les dépouilles du pauvre peuple; les campagnes étaient négligées ; des guerres continuelles désolaient l'intérieur des provinces; les disputes religieuses mettaient le comble au désordre ; la législation, fondée sur des coutumes vagues, était livrée à l'arbitraire des juges, et la direction des États aux caprices des princes rivaux : tout allait par secousses à travers les ténèbres et le sang, lorsque les souvenirs de la Grèce et de Rome réveillant le goût des arts et des lettres, vers la fin du xve siècle, développèrent la raison publique, l'amour de la liberté, l'esprit de tolérance, et amenèrent des mœurs plus éclairées et plus douces.

Telles sont les vicissitudes qu'a subies la race blanche.

Tandis que les races hyperboréenne, australienne, éthiopienne et américaine ne varient que par le degré de barbarie, et se montrent peu susceptibles d'amélioration, tandis que la race mongolienne reste stationnaire dans le bien incomplet où elle est parvenue presque en naissant, la race blanche s'avance, par oscillations il est vrai, mais sans relâche dans la voie du progrès. Chacun des peuples qui la composent lui fait faire un pas vers ce but.

Le mouvement, l'indépendance, la spontanéité qui décèlent la présence de l'intelligence libre sont à leur plus haut degré de développement dans cette race.

Nulle autre ne se montre aussi impatiente de changement, parce que nulle autre n'a un sentiment aussi vif et aussi étendu de la perfection possible. Il est donc manifeste qu'il y a en elle plus de vie intellectuelle et morale qu'en toute autre.

Donc, chaque race a un caractère moral qui lui est propre et qui la différencie des autres races d'une manière aussi tranchée, aussi constante qu'elle l'est par son caractère physique.

Chaque race accomplit ses destinées dans un cercle de perfectibilité qu'elle ne dépasse pas.

Jamais la race éthiopienne n'est parvenue à une véritable civilisation; elle a toujours repoussé les arts et les sciences qui ornent l'esprit et adoucissent les mœurs. Il en est de même des races australienne et hyperboréenne : un faible crépuscule luit à peine sur elles, et leurs yeux seraient comme offusqués d'une lumière plus vive. La race indigène de l'Amérique se montre supérieure à elles : cependant elle ne peut se dépouiller de sa rudesse originelle, et refuse de sortir de son ignorance; repoussée par les peuples civilisés qui envahissent le nouveau continent, elle s'éteint sans se transformer. Nous avons vu que la race mongolique était l'immobilité même, tandis que la race blanche est le mouvement personnifié. Il y a donc entre les races humaines une opposition aussi grande au moral qu'au physique. Impossible de les faire rentrer toutes dans une même catégorie; impossible de leur assigner une même destinée puisque leurs aptitudes sont si différentes; impossible de les mettre au même rang, et de leur supposer une même origine.

Chacune d'elles a sa place distincte dans la création; chacune d'elles forme un des anneaux de cette chaîne progressive et non interrompue qui s'étend du minéral le plus simple à l'être organisé le plus parfait.

Qui voudrait rattacher à une même lignée des races aussi distinctes, à cause de leurs caractères communs, serait aussi déraisonnable que celui qui ferait descendre des mêmes générateurs le paon et le coq d'Inde parce qu'ils sont l'un et l'autre de la classe des gallinacés, ou bien le rossignol et le passereau parce qu'ils appartiennent aussi à un même ordre.

En liant tous les êtres les uns aux autres par des transitions insensibles, la puissance créatrice a pourtant déterminé dès l'origine les qualités distinctives qui doivent caractériser les espèces et les grandes variétés de chaque espèce. Aucune de ces distinctions n'est livrée au hasard ou à des influences changeantes et passagères, car, s'il en était ainsi, il y aurait, comme nous l'avons fait observer, de nombreuses anomalies, de fréquentes perturbations dans le système des êtres organisés, et nous ne serions point frappés de l'ordre admirable qui règne dans l'enchaînement et dans la distinction des genres, des espèces et de leurs subdivisions. Le genre humain nous offre de semblables subdivisions marquées par des qualités originelles et permanentes.

Nous avons démontré que ces variétés n'avaient pas une égale perfection, et qu'elles ne sauraient être mises au même rang, puisque les unes sont manifestement rapprochées des singes par leur organisation et leur intelligence, tandis que les autres s'en éloignent de plus en plus.

Cela ne veut pas dire que nous approuvions le moins du monde l'état d'avilissement et d'oppression dans lequel les peuples civilisés tiennent la race nègre, et en général toutes les races inférieures. Cette conduite est aussi impie qu'inhumaine, car chacune de ces races manifeste, selon sa capacité et dans une certaine mesure, la puissance et la sagesse éternelles. Porter atteinte à la liberté de l'une d'elles, c'est attaquer dans ses œuvres la Divinité même.

Si les races supérieures avancent en perfection et consultent mieux l'intelligence qui les éclaire, elles comprendront qu'elles sont faites, non pour peser sur les races inférieures, mais pour leur servir d'appui et pour les policer autant que leur nature le permet, de même que l'homme fait doit protéger l'enfant, de même que le riche doit assister le pauvre.

C'est par ce vœu que nous terminerons nos considérations sur les races humaines, regrettant de ne pouvoir donner assez de retentissement à notre voix pour éveiller dans l'âme de ceux qui gouvernent les peuples des sentiments toujours dignes de leur mission.

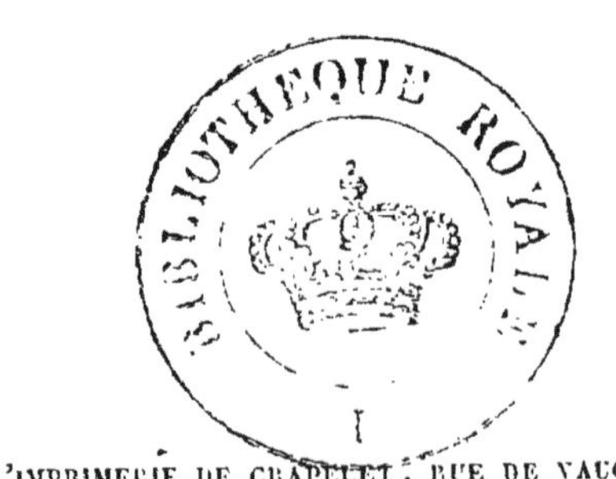

DE L'IMPRIMERIE DE CHAPELET, RUE DE VAUGIRARD, 9.

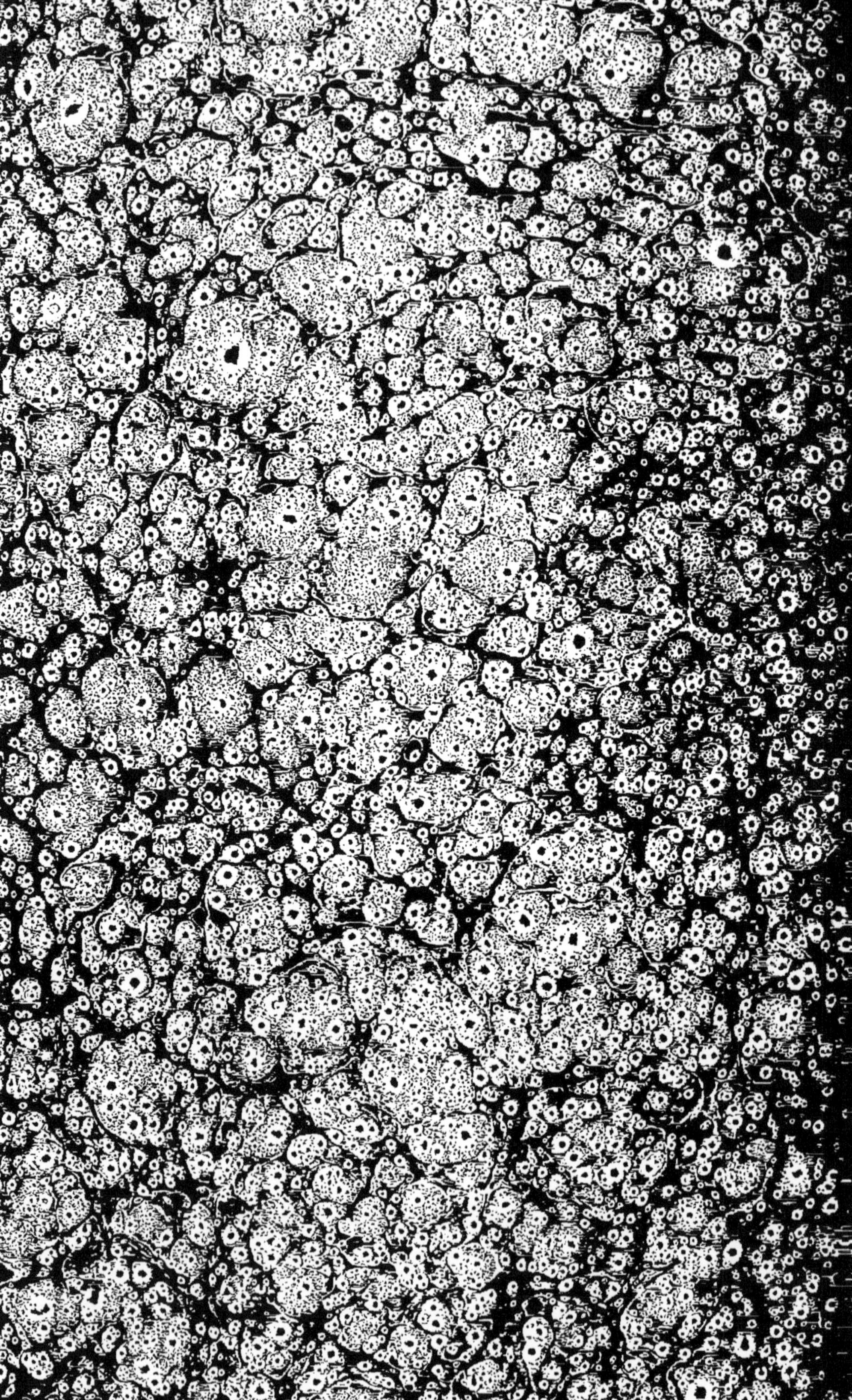

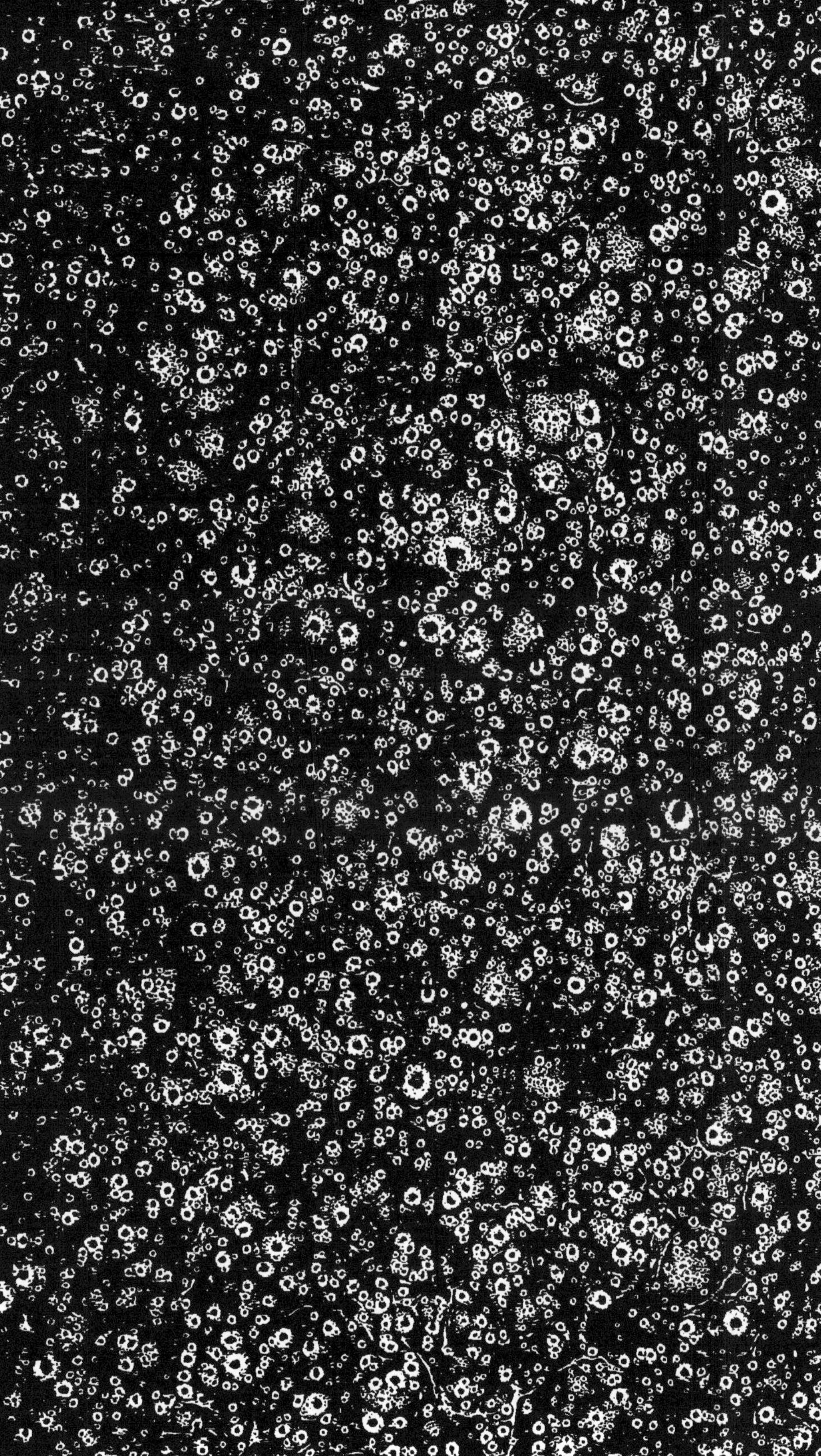

www.ingramcontent.com/pod-product-compliance
Ingram Content Group UK Ltd.
Pitfield, Milton Keynes, MK11 3LW, UK
UKHW020332250726
13967UKWH00005B/1999

9 782012 965768